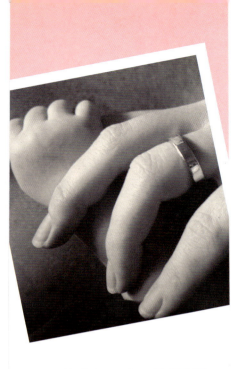

ENTRE SER MULHER E SER MÃE

"Reflexões sobre a infertilidade femin[ina]"

Fernanda Borges de Moraes Bader

www.editoraisis.com.br

ENTRE SER MULHER E SER MÃE

" Reflexões sobre a infertilidade feminina"

Fernanda Borges de Moraes Bader

ENTRE SER MULHER E SER MÃE

" Reflexões sobre a infertilidade feminina"

ISIS

I.S.B.N.: 978-85-88886-41-4

Projeto Gráfico e capa: Adriana Lazarini Sales (Método Design)
Foto da Capa: Paola Sansão
Revisão: Fabrícia Carpineli

© EDITORA ISIS, LTDA
 www.editoraisis.com.br
 contato@editoraisis.com.br

Com amor para

Beatriz, Laís e Luiz Alberto

"Toda mulher, porque Deus o quis, dentro do coração leva um filho adormecido."

Gregorio Martínez Sierra

SUMÁRIO

.:. INTRODUÇÃO 09

.:. PARTE I
O DESEJO DE SER MÃE
- O significado da maternidade 13
- A díade mãe-bebê 22

.:. PARTE II
EM BUSCA DA MATERNIDADE
- A maternidade e a infertilidade 29
- A mulher vivenciando a sua autoestima 37
- A mulher e a relação com seu corpo 44
- A mulher e a sua família 52
- Os grupos de mulheres 57

.:. PARTE III
A IMPOSSIBILIDADE DE GERAR E CONCEBER
- O bebê idealizado 63
- As fantasias, os sentimentos negativos e a culpa 66
- O apoio para superar a infertilidade 73

- Notas bibliográficas 78

INTRODUÇÃO

A ideia de escrever sobre a infertilidade feminina, surgiu à alguns anos, mas tomou forma e força à pouco tempo atrás. A partir de relatos de pacientes, de experiências de pessoas queridas, de conversas em corredores de clínicas e de muita observação, materializei pouco a pouco as minhas reflexões a respeito da infertilidade, bem como sobre o desejo de ser mãe, ao escrever esse livro.

Porém, partindo de minhas próprias questões e experiências emocionais, pude me voltar para a construção de um texto caracterizado pela simplicidade e delicadeza, humanizado e livre de estigmas, voltado para a mulher que enfrenta a infertilidade e que vem buscando a gestação do filho desejado.

Minhas reflexões encontram-se permeadas pelo conhecimento psicológico, com relevância para os aspectos emocionais que circundam o tema, mas com a intenção de atingir de forma clara todas as pessoas que queiram ou que necessitem saber mais sobre a infertilidade feminina e sobre as vivências de inúmeras mulheres que lutam para gerar um filho.

A falta do bebê marca a mulher intensamente, com uma grande questão que reflete o período em que ela está vivendo e o que está sentindo: "Será que conseguirei engravidar?"

O livro traz implícito em sua temática o desejo de que a mulher possa reconhecer-se no que há de verdadeiro, em ser mãe, e que esse filho a desperte para os sentimentos mais profundos.

Entre ser mulher e ser mãe: reflexões sobre a infertilidade feminina, convida as pessoas à pensarem no desejo materno, sobre o significado da maternidade e a díade mãe-bebê.

Também traz uma contribuição sobre a busca de ser mãe, com questões referentes à maternidade e a infertilidade, à mulher vivenciando a sua autoestima, à relação com seu corpo, à relação com a sua família e os grupos de mulheres também fazem parte desta obra.

O livro evidencia os aspectos emocionais que permeiam a impossibilidade de gerar e conceber, destacando assuntos como o bebê idealizado, as fantasias, os sentimentos negativos e a culpa, e ao final, destaca a importância de se ter um apoio para superar a infertilidade.

PARTE I

O DESEJO DE SER MÃE

.:. O significado da maternidade

Um bebê nasce primeiro nos sonhos de sua mãe. E são nos sonhos e nesse desejo materno despertado que ela se vincula a ele pela primeira vez.

A presença do bebê faz com que a mulher se sinta completa e desperte para os sentimentos mais ternos que se possa ter por alguém. Ela reúne todo seu conhecimento, todo seu amor e tudo o que pode dar de si como "mãe" para esse bebê, para que ele seja cuidado, não se angustie nem se entristeça ou, então, para que não se sinta só ou abandonado.

O significado da vida de um bebê é especialmente influenciado pelo desenvolvimento emocional, sentimentos e valores maternos, bem como pelas faltas que a mãe apresenta em suas vivências.

Em um determinado período da vida, o desejo de ser mãe surge conscientemente à mulher, e esse desejo da maternidade também transborda inconscientemente na medida em que se relaciona e participa de diferentes situações vivenciais. Ela já pode "ver" e idealizar o bebê dentro de sua vida, fazendo parte de sua família, interagindo de forma especial com ela...

A mulher pode reconhecer e compreender o significado da maternidade na intensidade e singularidade de seu próprio caso, podendo transformar seus relacionamentos interpessoais e seu dia-a-dia.

Dessa forma, é essencial que ela reflita e reconheça o porquê do desejo de ser mãe e vivencie esse período em que busca a gestação com tranqüilidade e segurança.

Para a mulher, pode-se tornar essencial ter um bebê em sua vida, devido a razões que existem racionalmente ou a um desejo inconsciente de ser mãe.

A causa da presença do bebê na família encontra uma explicação no desejo da mãe e esse desejo continuará a influenciar o bebê após o parto e durante toda a sua vida.

O período da gestação de um bebê é uma oportunidade de evoluir intimamente. Nesse momento, sentimentos profundos emergem e transformações pessoais se iniciam. É a construção e vivência de um ciclo que envolve mudanças físicas e emocionais.

Durante a gestação, sentir a vida que se desenvolve e que toma conta psíquica e somaticamente, pode ser uma experiência muito prazerosa para a mulher. Há uma intensa vivência emocional entre gestante e bebê, já que habitam e vivem juntos em um mesmo corpo.

Com a vivência da maternidade, a mulher pode relembrar como foi sua infância, o seu relacionamento com seus pais e as trocas de afeto e, assim tentar reproduzir o seu próprio crescimento com o seu bebê.

Pode retomar atitudes vistas em sua própria mãe: o modo como falava, como a segurava ou as músicas que cantava e desenvolvê-las agora em seu "lugar" de mãe na medida em que o bebê cresce.

A mulher buscará uma continuação de suas próprias experiências e de sua própria personalidade, escolhendo e trilhando o caminho do filho, a fim de atender às suas faltas.

O bebê também pode preencher um espaço vago na vida emocional da mãe. Ao buscar a gestação do filho desejado, a mulher deve procurar saber das mudanças emocionais e físicas que irão ocorrer no transcorrer da gravidez e tentar preparar-se para isso.

Desde a concepção, o embrião ocupa um lugar simbólico na vida de sua mãe, pois cresce e se transforma num ser muito influenciado pelos sentimentos maternos. Sentimentos estes, que estão relacionados à história de vida, gestação, o próprio corpo e a imagem corporal e, a conteúdos emocionais que envolvem sua família.

Toda a vida emocional da mãe assume uma importância ímpar, pois as preocupações e experiências maternas refletirão no desenvolvimento emocional do bebê devido à grande conexão psicológica existente nessa díade.

Quando a mulher espera um bebê, ela faz parte de um relacionamento com o mesmo que irá espelhar seus desejos, seus medos e angústias. E ainda não podemos esquecer de sua vida emocional e social, além do confrontamento com a realidade de se ter um bebê para cuidar. Ela é uma mulher em um período singular de sua vida, pois agora ela é mãe.

A gestante possui pensamentos próprios relacionados ao período que está vivendo, começando pelo período da concepção do bebê, e como ele foi sonhado e idealizado pela mãe e pela família. Passando então pela gravidez e as ansiedades que podem se manifestar no transcorrer desse período.

Na gestação, a mulher muitas vezes sente-se valorizada e querida pelos outros, pois a gravidez é vista pela sociedade como um estado peculiar e especial com o desenvolvimento do bebê que está em jogo.

Raquel Soifer[1] foi a precursora dos estudos sobre a Psicologia da Gravidez. Ela observou uma movimentação psíquica já no primeiro trimestre da gestação com a percepção corporal, e as possíveis intercorrências inerentes a essa fase, como as primeiras alterações físicas e o risco das perdas gestacionais.

No segundo trimestre da gestação, a autora dá ênfase ao início da percepção da movimentação fetal e o fortalecimento do vínculo entre mãe e filho. E ressalta no terceiro trimestre, a preparação e enfrentamento da separação entre os corpos da mãe e do bebê.

Para Raquel Soifer, a partir do nono mês há modificações que intensificam a ansiedade, tais como a incerteza quanto a data do nascimento do bebê, como será o parto, como será a criança. O temor da morte no parto também adquire características intensas, em geral inconscientes.

[1] Psicanalista argentina.

O parto aparece posteriormente como evento único e singular, apresentando suas particularidades dentro dos aspectos físicos e também dos emocionais da mulher. Emergem conteúdos relacionados à dor física que serão experimentados durante todo o trabalho de parto e em seu convalescimento.

Finalmente o puerpério, é um período de recuperação física e do estabelecimento de uma relação e comunicação entre a mãe e seu filho.

A mulher então sente-se insegura e possui incertezas quanto ao seu próprio restabelecimento, quanto a sua integridade, segurança e saúde do bebê e os cuidados posteriores com o mesmo.

A relação mãe-bebê é complexa e muito compensadora para ambos, podendo ser complementada por outras várias relações dentro da dinâmica familiar, relações estas que também farão parte do desenvolvimento da criança.

A mãe é a cuidadora primordial, que após grande espera - a dos nove meses de gestação ou a de uma vida inteira - imaginando seu bebê como um ser ideal, permeado por esperanças de felicidade, lembranças do que já se viveu e expectativas para o futuro do bebê, agora segura em seus

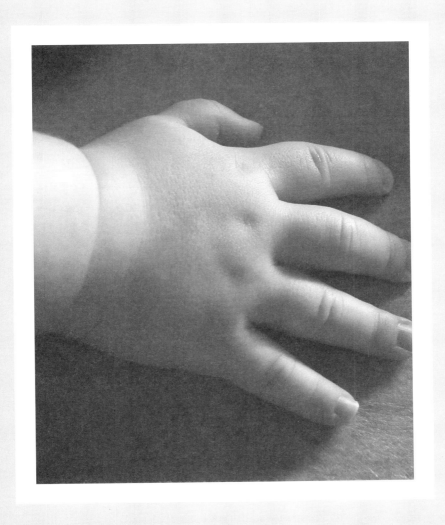

braços o seu bebê real, frágil e que necessita de constantes cuidados.

Para a mulher, o papel da maternidade, traz satisfação a sua vida na medida em que dar à luz, ter e criar um bebê representam fatos prazerosos incorporados ao seu novo dia-a-dia. Este relacionamento se mostra diferente de todos os outros, o bebê é imaturo e dependente, e agora está nos braços de sua mãe, mas não podemos esquecer que ele esteve dentro dela e fez parte de suas vivências durante toda a gestação permeando até mesmo as suas sensações corporais.

Ao nascer, o bebê se encontra ligado especialmente à mãe e não se reconhece como um sujeito diferenciado física e psiquicamente. Essa união se dá por meio de uma intensa relação construída ainda dentro do útero materno e prossegue após o parto, com a mãe proporcionando os cuidados primordiais ao bebê.

Após o nascimento, a mãe pode prover ao filho o que já acontecia naturalmente durante a gestação. Esse cuidado transmitido ao bebê refletirá em suas vivências, desde a infância, passando pela vida adulta até a velhice.

Ao prover as necessidades essenciais do bebê, sendo elas físicas e emocionais, faz com que seja possível o estabelecimento de uma relação adequada entre ela e o filho. Ela tenta acolher essa criança, descobrir como ela se expressa com seu pequeno corpo e em seu pequeno mundo, procurando ser empática e facilitando o desenvolvimento do bebê.

A mãe através de seus gestos e fisionomia tenta se comunicar e se expressar, e através de sua percepção, traduzir os desejos de seu bebê.

Na medida em que o bebê cresce, a postura da mãe pode se adaptar ao ritmo adquirido na relação entre ela e a criança e a satisfação das necessidades do bebê já não será imediata, o que o fará esperar pela mãe, e sentir-se privado da atenção e carinho materno.

Porém, a incompletude materna, manifestada através do que falta na mãe, é essencial para o desenvolvimento do bebê e para a separação posterior entre mãe e bebê se concretizarem.

Jacques Lacan[2] nos ensina que a unidade total entre a díade mãe-bebê, com a satisfação completa dos desejos do bebê, dificilmente pode existir. Às vezes, o bebê é obrigado a esperar pela volta da mãe, pois ela precisa providenciar a sua alimentação e cuidar de aspectos relacionados à higiene e limpeza do lar.

[2] Psiquiatra e psicanalista francês.

A mãe também tem de manter seus relacionamentos com o cônjuge, com a família e amigos. Esta atitude se mostra saudável emocionalmente para ela, mesmo que venha negligenciar temporariamente os interesses do bebê. Ela precisa sair e desenvolver atividades prazerosas, buscando qualidade de vida e bem estar físico e psicológico.

Na vida cotidiana, a mãe pode voltar-se para outras fontes de interesse, ter seus próprios desejos e prioridades, como seu trabalho, seus estudos.

Todo esse processo se mostra fundamental para o crescimento, amadurecimento e a constituição emocional do bebê, e é importante para mãe sentir-se bem, confiante e saudável na vivência da maternidade.

.:. A díade mãe-bebê

Ao sentir-se preparada para a maternidade, buscando a gestação, é relevante que a mulher saiba da importância e das peculiaridades que existem na relação entre a díade mãe e bebê.

As questões que serão levantadas sobre a relação mãe e bebê, fundamentadas por diversos autores permitem à mulher uma reflexão sobre suas vivências e, muitas vezes, o entendimento do porquê persistir, buscando a concepção, mesmo atravessando inúmeras adversidades e enfrentando a infertilidade.

O relacionamento entre mãe e filho é muito especial. E por isso, vem sendo amplamente estudado por pesquisadores de complexos sistemas de conhecimento, como a Filosofia, a Sociologia e a Psicologia.

No âmbito psicológico, Winnicott[3], autor de conceituados estudos relacionados à díade mãe-bebê, nos mostra que o papel materno é fundamental na primeira organização emocional e mental do bebê. Desde o estágio da vida pré-natal durante a gestação, passando essencialmente pela experiência do nascimento.

O autor nos ensina que a mulher apresenta gradualmente uma intensa identificação com seu filho, sendo o bebê associado pela mãe como à idéia de um "objeto interno". É algo idealizado para se desenvolver e para ser sustentado dentro do útero e ali mantido. Assim, a mulher desvia a concentração e cuidado de sua própria vida, voltando-se completamente para o bebê.

Para Winnicott, somente a mãe é qualificada para proteger seu filho de forma especial nesta vulnerável fase,

[3] Médico e psicanalista.

sendo hábil para cooperar positivamente com as mais essenciais necessidades do bebê. Ela apresenta uma capacidade singular de agir no momento certo e só ela tem conhecimento e meios para saber como o bebê pode estar se sentindo. Assim, é necessário que o bebê conviva de forma íntima e frequente com sua mãe, pois sua presença lhe dará afeto, e suporte emocional se acaso o bebê se mostre irritado, angustiado ou apresentando algum tipo de dor.

A mãe pode adequar-se de modo peculiar às necessidades de seu filho para que a personalidade infantil dele se desenvolva. Logo no início, os cuidados maternos são indispensáveis e é essencial que eles despertem na criança, os prazeres das sensações e façam com que ela se sinta bem.

Os cuidados maternos opõem-se a estados emocionais alterados na criança, sendo que o ego da mãe supre o ego da criança que não está ainda inteiramente constituído, proporcionando-lhe afeto e um ambiente favorável.

Ainda de acordo com Winnicott, juntamente com os cuidados maternos, entra em jogo uma identificação da mãe com o bebê, como uma forma de empatia e de percepção das reais necessidades do bebê, elaborada gradualmente ao longo da gravidez, configurando a "preocupação materna primária", termo elaborado pelo autor.

No estado de "preocupação materna primária", as mães, de uma forma que não pode ser ensinada, tornam-se capazes de amar construtivamente e de se colocar no lugar do bebê, desenvolvendo uma capacidade de identificação com o mesmo, possibilitando suprir as necessidades básicas do recém-nascido.

Para Winnicott, o ato físico de segurar o bebê, traz implicações psicológicas, resultando em circunstâncias boas ou adversas no desenvolvimento emocional dessa criança. Os bebês que são acalentados e bem segurados na maior parte do tempo, adquirem confiança em um mundo amistoso e conciliador, tornando-se aptos a viverem bem as fases emocionais de seu desenvolvimento.

Segundo Spitz[4], outro relevante pesquisador das fases iniciais da construção do ego do bebê, as trocas emocionais entre mãe e filho continuam incessantemente, mesmo que a mãe não esteja consciente delas.

Na díade mãe-filho, cada um recebe o afeto do outro e, por sua vez, responde com afeto, numa troca recíproca. Essas trocas são peculiares e especiais, fundamentalmente diferentes das que se observam em adultos.

A comunicação que acontece entre mãe e filho também se apresenta diferente da comunicação entre adultos,

---

[4] Psicanalista austríaco.

pois não acontece através de símbolos verbais e sim através de signos afetivos entre a díade.

O papel da mãe no aparecimento e desenvolvimento da consciência do bebê é abrangente e necessário, sendo inestimável a importância dos sentimentos de amor e afeição da mãe em relação a ter um filho, interessando-se continuamente por seus cuidados e propiciando um universo vivencial enriquecido de experiências.

O ambiente afetivo da criança compreende além da mãe, o pai, os avós, e os demais membros da família, influenciando emocionalmente através de suas simples presenças. Porém, a mãe ou uma figura materna, representa mais efetivamente o que provém do ambiente para esse bebê.

A mãe e o bebê apresentam uma contínua relação e trocas emocionais. A maturidade e a personalidade estruturada da mãe e a precária individualidade da criança desenvolvem-se na medida em que esse enlace acontece, em um meio de referenciais estabelecidos anteriormente pela família.

Ainda para Spitz, o afeto da mãe e as ações demonstradas consciente ou inconscientemente por ela, mesmo que sutis, propiciam diversas ações e respostas advindas do bebê, em que sua simples presença age como forma de estímulo para o mesmo.

A mãe apresenta um conhecimento especial sobre seu filho e sensibilidade peculiar para prever necessidades e compreender empaticamente o porquê de seu choro ocorrer em determinada circunstância.

O desejo da mãe também é percebido pelo bebê pelas vias desse mesmo canal de comunicação que se instala ainda no curso da gravidez, transcorrendo até o período puerperal.

Bowlby[5], importante pesquisador das relações humanas, nos ensina que para se compreender a resposta da criança quando esta se separa da mãe, deve-se compreender o vínculo existente entre a díade mãe e bebê.

O vínculo é formado por sistemas comportamentais que propiciarão o comportamento do apego. O apego aparece para o bebê através da interação com o meio ambiente e com a figura mais especial que está nesse meio, a mãe. Ainda para Bowlby, a privação da figura materna, traz a culpa, a angústia e sentimentos negativos, sendo que a criança sente dificuldades em lidar com estas emoções. A forma pela qual ela reage a esses sentimentos em sua vida poderá resultar em dificuldades para lidar com vida e com os seus relacionamentos.

[5] Médico, psicólogo e pesquisador.

PARTE II

EM BUSCA DA MATERNIDADE

.:. A maternidade e a infertilidade

Em um determinado período da vida, o desejo da maternidade pode vir a se manifestar, fazendo com que a mulher busque a realização do mesmo, de forma consciente ou inconsciente, com o seu cônjuge, através de seus relacionamentos ou até mesmo sozinha. Atualmente, a mulher não vê a maternidade como uma obrigação, ela faz uma escolha, mesmo que inconscientemente - a escolha de ser mãe, desenvolvendo relações interpessoais e construindo uma família.

Cada mulher se sente "chamada" à maternidade de uma maneira única, de acordo com suas experiências emocionais, em razão do que ela acredita e do que interessa à ela.

Durante o processo de busca pela maternidade, na medida em que não obtém sucesso em engravidar, as mulheres sentem-se privadas de usufruir o altruísmo relacionado historicamente ao poder de gerar, de dar a vida. Algumas mulheres relatam que há uma privação do filho e da realização emocional que permeia o conceito de maternidade.

A infertilidade é uma experiência de sofrimento, dor e solidão, que envolve questões físicas, emocionais e culturais. É uma experiência singular, com características e motivações próprias associadas a sua história anterior e ao seu contexto social.

A busca pela concepção e gestação coloca a mulher em contato direto com suas limitações e com a inevitabilidade de deparar-se com a falta do filho em sua vida.

É a impossibilidade de vivenciar plenamente a maternidade e o afeto que permeia a relação entre a mãe e o bebê. É um período fortemente marcado por uma questão temporariamente sem resposta: "Quais são as minhas verdadeiras chances de engravidar?"

A falta do bebê afeta, de forma intensa, os relacionamentos interpessoais, pois, muitas vezes, familiares, amigos, o cônjuge e o meio em que vive e trabalha, não conseguem empatizar com seus sentimentos e vivências. A mulher pode reagir de diferentes formas frente à infertilidade. Normalmente permeiam nas falas das mulheres, um terrível medo do definitivo, do que é irreversível, de nunca poder gerar um filho. "Será que nunca conseguirei ser mãe?"

A mulher constrói a sua própria representação da infertilidade através de diversos fatores que dialogam entre si, tais como a sua história de vida e a de sua família, as situações que foram por ela vivenciadas, as suas ideias e sentimentos de seu próprio caso. Inclui-se aqui a forma com que percebe cada passo que dá em busca da concepção do bebê. Algumas percebem a dificuldade em engravidar, como um real impedimento em seus projetos de vida; outras pensam ser um momento ruim em um aspecto de suas vidas. Há quem sinta como uma vivência realmente devastadora na sua experiência como mulher.

A infertilidade representa para algumas pessoas que estão de fora da situação, tornar-se improdutiva, impossibilitada de ser mãe, sendo excluída e até impedida de manifestar-se e expressar seu sofrimento. A sociedade, muitas vezes, não dá espaço para a "fala" da mulher. Alguns argumentam que "pode-se ser mãe de outras formas", ou que "existem problemas mais sérios na vida". Há uma sugestão de que "se pode trabalhar com crianças" ou existe a "opção pela adoção".

Esta situação problemática pode causar uma ruptura de diálogo com o próprio círculo vivencial da mulher, composto pelas pessoas que lhe são queridas, pois há um aumento da tensão fazendo com que a mulher se sinta oprimida ou pressionada.

Enfrentando a infertilidade, nesse momento transtornador, diante das dificuldades em conceber ou passando por perdas, sejam elas simbólicas ou reais, a mulher costuma se perguntar: "O que eu fiz para merecer isso?" ou "Será que suportarei essa situação?"

Ao buscar respostas para essas perguntas, a mulher pode procurar a medicina e o seu saber científico, que através da figura do médico, oferece algumas respostas relacionadas ao corpo, à patologias, diagnósticos e prognósticos. Ela pode procurar o auxílio de seus próprios valores pessoais, daquilo que acredita ser certo e verdadeiro para sua vida, do caminho que trilhou e que apresenta-se repleto de experiências emocionais. Tudo isso influenciado pela sua cultura e pela sua família.

Buscar auxílio de uma fé particular, uma forma de se relacionar com Deus ou com sua espiritualidade, ou a busca de uma religião específica, pode proporcionar alento, conforto e é uma boa forma de ajuda.

Um aspecto importante que pode tornar-se nítido no período de tentativas de uma gestação é a ambivalência afetiva, que se mostra através de sentimentos opostos dando sinais a todo o momento e em situações diversas, manifestadas também através da ambigüidade entre tentar ou não mais tentar uma gestação. Ao optar por tentar mais uma vez a gestação, a mulher demonstra que ainda deseja a permanência deste projeto de vida permeado por expectativas relativas ao bebê, ao exercício da maternidade e ao convívio diário com o bebê. A mulher pode fazer uma resolução interna: "Vou lutar para ter o meu filho". Porém, continuar tentando a gestação pode se tornar demasiado desconcertante, pois a forma por meio da qual se estava vivendo, pode não funcionar mais e com a desistência da concepção do filho, há algo que desmorona, um sentimento de confusão, mas também um sentimento de alívio.

Na vida cotidiana, diversas razões se apresentam para a mulher deixar de manifestar-se plenamente à respeito da infertilidade. Razões oriundas de sua dinâmica familiar, de sua situação social e do contexto em que vive, bem como razões advindas de seu próprio desenvolvimento feminino. Às vezes ela escolhe não se manifestar e fica retraída para não aumentar seu próprio sofrimento; às vezes para não sentir-se ainda mais cobrada pela família ou pela sociedade e algumas vezes, escolhe se calar diante de uma luta que ela pensa ter que enfrentar sozinha.

Quando existe uma dificuldade de diagnóstico, ou a mulher não sabe ao certo a causa da infertilidade e há uma ausência ocupando o lugar da "doença", a mulher pode manifestar ideias distorcidas sobre seu quadro. A mulher se pergunta e fantasia uma resposta: "Por que isso acontece comigo?"

Ela pode apresentar medo de um quadro definitivo e exprimir uma rejeição a seu próprio corpo, além de possíveis aspectos culposos e ansiedade. Uma paciente relatou: "Acho que não consigo engravidar porque meu corpo não está bem. A culpa então é minha".

A mulher tenta identificar motivos, causas ou uma provável explicação para seu caso e para o consequente sofrimento advindo do quadro de infertilidade, ou busca do porquê dela estar vivenciando esse processo.

A medicina, por sua vez, através do trabalho da equipe de saúde não deve apenas confrontar-se com um quadro de infertilidade, e sim buscar o tratamento de mulheres, considerando sua capacidade de compreensão do tratamento e de resposta ao mesmo, bem como sua aptidão de recuperação e superação.

A mulher pode apresentar-se vulnerável emocional ou fisicamente, porém manifesta uma série de recursos internos e uma mobilização de energia que visam a cura e a gestação do filho desejado.

Ao atender bem as necessidades emocionais femininas, além das físicas, a equipe de saúde deve mostrar que os tratamentos podem ser enfrentados de forma mais amena, trazendo bem estar e qualidade de vida à mulher.

Tudo isso deve ser apresentado através de uma abordagem humanizada, com habilidade para realização dos procedimentos e transparência em relação aos métodos, auxiliando as pessoas a obterem algo construtivo na experiência da infertilidade. Algumas pacientes já relataram que se sentiram aceitas ao serem realmente "escutadas" pela equipe de saúde dentro de um atendimento humanizado.

Para a mulher é importante que se crie uma ligação ou vínculo com a equipe de saúde construindo uma relação que visará o desenvolvimento de um transcorrer de tratamento tranqüilo, com confiança e segurança. Este vínculo é relevante, pois melhora a forma com que a mulher encara os sacrifícios feitos para conceber, e as respostas ao tratamento podem melhorar principalmente no âmbito psicológico.

Para que o percurso em busca da maternidade seja bem aceito pela mulher, é importante que ela apresente disposição para enfrentar situações estressantes e ter um papel ativo na busca da satisfação de seu desejo. Deve também ter motivação para assumir responsabilidades relacionadas a seu corpo e a adesão aos tratamentos, pois a rotina de exames e tratamentos não é fácil de ser enfrentada. Nos corredores de clínicas médicas, pode-se ouvir mulheres verbalizando o quanto é difícil estar ali. Elas estão movidas pelo desejo da maternidade.

A equipe de saúde de forma recíproca à colaboração da mulher pode aceitar e ser sensível as causas femininas e ao direito de decidir o prosseguimento ou não dos tratamentos. Pode, também, disponibilizar e compartilhar as mais diversas informações sobre exames, tratamentos, diagnósticos e prognósticos, riscos e objetivos.

É de grande importância que se examine a possibilidade de reavaliar cada caso, em determinados períodos de tempo, assumindo assim uma espécie de acordo terapêutico a fim de atender às necessidades e expectativas da mulher.

Em apoio à mulher com dificuldades para conceber uma gestação, pode-se durante todo o processo, ressaltar suas qualidades tais como afetuosidade e delicadeza ao tratar do tema da maternidade, as suas aptidões, a sua coragem ao enfrentar esse doloroso período dentro do âmbito de suas vivências, a sua disposição de tentar a gestação por diversos meios e o seu compromisso para que essas tentativas sejam bem sucedidas. Além disso, a força, por tomar a decisão de não continuar a procura e submissão a tratamentos, devido até mesmo a um esgotamento físico e emocional, após uma série de perdas dolorosas.

.:. A mulher vivenciando a sua autoestima

A gestação, o nascimento e o desenvolvimento do filho tocam aspectos importantes relacionados ao contexto de vida, a história da mulher e de seu relacionamento com suas próprias dificuldades. Assim, para buscar a concepção e gestação do filho, acolhendo esse bebê em sua vida, a mulher necessita estar segura em relação à seus próprios sentimentos, à sua autoimagem e à sua autoestima.

Mesmo tendo que lidar diariamente com frustrações ou lembranças dolorosas advindas do processo que se vivencia em torno da infertilidade, é necessário que a mulher encare os sentimentos e os conteúdos que permeiam repetidamente as situações e relações. Sobre a maternidade e a infertilidade vivida, é necessário que se viva, que se sinta, que se comova, mas também que se compreenda, se pondere e principalmente se reflita.

As frustrações ou lembranças dolorosas podem se manifestar na vida da mulher, através de atitudes negativas. Ela começa a ignorar situações que anteriormente eram boas e positivas para ela, deixando de ser aquela pessoa otimista, sentindo-se contrariada e tendo muitos momentos de solidão.

A autoestima como a opinião e o sentimento que se tem de si mesma, ligada aos seus relacionamentos interpessoais e familiares, apresenta-se relevante para que haja um equilíbrio emocional em meio à realidade da busca da experiência de gestar e cuidar de um filho.

As mulheres, ao encontrarem dificuldades na concepção, muitas vezes não se permitem desistir - mesmo atravessando situações emocionalmente desgastantes e fisicamente dolorosas - sem antes tentar todos os recursos disponíveis para serem bem sucedidas. As mulheres em tratamento, muitas vezes relatam: "Não vou desistir do meu sonho de ser mãe". É a manifestação de uma força

[7] Psiquiatra e psicanalista argentino.

interna que permite à mulher persistir após ponderar sobre seu processo vivencial, a fim de buscar soluções viáveis para seu caso.

Enquanto luta para conceber seu bebê, a mulher deve voltar em direção a si, a possibilidade de compreender suas próprias emoções, ter a percepção de que pode haver sucessos ou fracassos. Ela deve ter conhecimento de suas próprias aspirações e exigências para conseguir lidar com as perdas e com os ganhos.

Durante todo esse processo de busca pela concepção, a mulher pode enfrentar grandes decepções ao receber exames negativos para a gravidez, ou ao chegar ao final do ciclo e perceber a chegada da menstruação.

A construção de uma percepção negativa em relação ao seu caso impede que a mulher possa entrar em contato com seus sentimentos. Então, ela deve contar com suas próprias habilidades emocionais e intelectuais para buscar soluções de maneira satisfatória, mesmo que essas habilidades ainda não sejam reconhecidas, e que tenham que ser procuradas ou descobertas.

É um trabalho de autoconhecimento e não reconhecimento de uma posição de menor valia destinada a sua própria vida. A exemplo do que uma paciente, certa vez, relatou: "Eu sei do meu valor. E mesmo tendo dificuldades em engravidar, isso não vai mudar."

O processo se inicia em aceitar-se dentro de um "espaço" que se pode ser o que quiser, com a possibilidade de refletir sobre a maternidade, na direção que escolher.

Há um confrontamento entre os papéis que são utilizados para encarar frustrações e dificuldades. Ao examinar cuidadosamente o papel assumido, a mulher pode reconhecer suas próprias insatisfações dentro do contexto da infertilidade. "Tenho me escondido, fingido que sou outra e que estou feliz assim" relatou uma mulher.

Ao explorar e pensar os vários aspectos vivenciados em sua experiência dentro do âmbito da infertilidade, a mulher pode reconhecer-se no que há de verdadeiro no desejo da maternidade e não numa falsa satisfação de necessidades relacionadas a ter um bebê para si.

Freqüentemente ela descobre que responde à uma exigência social e que está tentando "fazer" ou "ser" de acordo com o que seria esperado por seus pares, familiares, amigos ou relacionamentos interpessoais. Buscando seu desenvolvimento, a mulher está em um processo em aberto, interagindo com cada nova exigência advinda de seu meio, que está sempre em movimento.

Serão tentativas, exames, tratamentos que ela terá que enfrentar com tranqüilidade, procurando um equilíbrio emocional.

No dia-a-dia, novas possibilidades se mostram em múltiplas direções – tanto favoráveis ou desfavoráveis à concepção – e se a mulher mantiver sua capacidade de adaptação, estará aberta às mudanças, à alterações de planos e pensamentos, não impondo limites as suas vivências e abrindo possibilidades.

Toda transformação é permeada por oscilações, mobilizando seus desejos, suas ansiedades e seus medos. Cada novo tratamento alimentará novamente os planos da maternidade.

Quando a mulher se confronta com a dificuldade de concepção, os sentimentos e conflitos que emergem são legítimos e importantes para o processo. Destacam-se o reconhecimento de seus conteúdos emocionais e desejos, a importância de se ter consciência de sua identidade, valores e o equilíbrio entre estar centrada em suas questões e não no que desejam os outros. É comum na mulher em tratamento o diálogo interno no qual ela se pergunta: "Será que desta vez dará certo e terei o meu filho?"

Trata-se de estar segura, ter confiança em si mesma,

com a condição de viver bem, justamente por saber que existe um sentimento verdadeiro valoroso permeando o conceito de maternidade, dando a possibilidade de angariar forças e recursos para buscar a concepção.

O desenvolvimento emocional da mulher auxilia na decisão da atitude mais adequada à determinada circunstância e proporciona a condição para que ela alcance um estado de equilíbrio entre a emoção e a razão, além da percepção de que pode superar episódios que, aparentemente, foram de fracasso, como um tratamento mal sucedido, e retomar sua autoconfiança.

Às vezes existe preponderância da emoção que pode desorganizar o comportamento relativo às circunstâncias objetivas, levando a desestabilização. Assim, a mulher volta-se apenas para suas próprias questões subjetivas.

Em um tratamento, às vezes é necessário que se faça uso da razão, para que se consiga enfrentá-lo de forma amena. "Tenho que deixar meus sentimentos de lado para enfrentar isso" relatou uma paciente referindo-se ao tratamento.

É importante também saber lidar e reconhecer os limites que a realidade impõe em determinados momentos, ao corpo ou aos possíveis tratamentos, para que não se crie expectativas exacerbadas sobre o acontecimento de uma gravidez.

Deve-se ter cautela ao esperar mais do que se pode conseguir, sabendo dos limites. Disse uma mulher: "Esse não era o tratamento adequado para meu caso, mas quis tentar". Algumas vezes, com uma força interior, pode-se ampliar esses limites.

Na relação que a mulher estabelece com a sociedade e com o outro quando se envolve a temática da infertilidade, percebe-se uma tensão, um mal estar, e essa oposição é sentida não só entre ela e o outro, mas acaba por se tornar parte das próprias vivências da mulher.

Esse processo se realiza, porque nem sempre a mulher está consciente do que realmente almeja e a sociedade nem sempre empatiza e acolhe a idéia da busca da maternidade.

No dia-a-dia, a relação entre a mulher e o outro, pode passar do acolhimento e empatia, à indiferença e oposição. O outro pode confortar e alimentar o sentimento da maternidade na mulher, mas geralmente pode enquadrá-lo e limitá-lo. Algumas falas aparecem como: "Ser mãe não é tão importante assim". "Tente fazer ou pensar em outra coisa".

Deve-se, então, desenvolver a tolerância aos conteúdos

alheios, bem como a capacidade de saber esperar o seu momento, evitando assim sofrimentos desnecessários nesse processo que por si só já se mostra tão doloroso e permeado por seguidos lutos.

Porém, mesmo adotando essa postura, a mulher não consegue evitar alguns dias infelizes e alguns momentos de desconforto perante os outros. Ela muitas vezes se pergunta: "Quando terei meu filho nos braços e esse sofrimento irá acabar?"

.:. A mulher e a relação com seu corpo

As questões enfrentadas pela mulher relativas ao seu próprio corpo, dentro de um quadro de infertilidade, encontram-se fortemente ligadas à aspectos emocionais. E também relacionados à sua vivência afetiva e a seus conteúdos inconscientes.

Os elementos físicos e os psíquicos da mulher são relevantes para que se compreenda o processo pelo qual ela passa. Assim, coloca-se em foco a mulher como essa totalidade de aspectos, com as particularidades de sua personalidade, considerando também as características de seu caso. Apesar da grande importância dos fatores

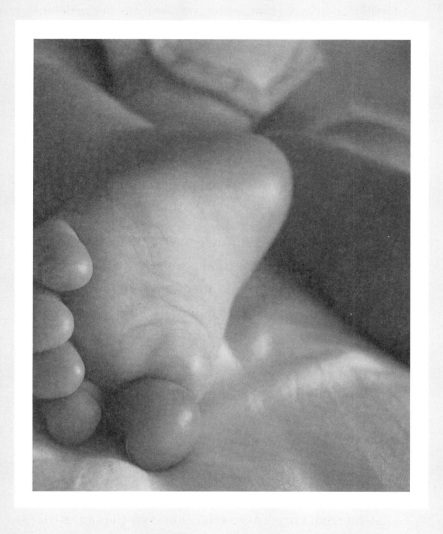

emocionais nas questões que envolvem o corpo, estas questões emocionais da mulher são muitas vezes deixadas de lado em tratamentos que visam à concepção e gestação de um filho.

Há uma necessidade de se olhar a mulher como um todo, destacando-se a relação das emoções com o corpo, evidenciando o potencial que se encontra dentro dela. Existe uma íntima relação entre a vida emocional e as manifestações corporais permeadas por acontecimentos vitais em sua existência.

Capisano[6], um pesquisador do âmbito da Psicossomática, nos ensina que a imagem corporal é a figuração do corpo, que se constrói na mente, no contato do indivíduo consigo mesmo e com o mundo. Dentro do âmbito inconsciente, fazem parte contribuições anatômicas, fisiológicas e neurológicas.

A imagem do corpo é mutável e incompleta, não é estática. Relaciona-se ao nosso pensamento e as nossas percepções. Diante dos inúmeros acontecimentos vivenciados pelas pessoas, existe uma contínua modificação da imagem corporal.

A imagem corporal se relaciona com toda insatisfação vivida, pois a personalidade humana é permeada por

[6] Psicanalista

conflitos. Ela também se relaciona com a personalidade, modificando-se devido à doença e a dor.

Quando há desvio de imagem corporal e a não coincidência com o corpo, algo se mostra equivocado no âmbito da soma das representações psíquicas do corpo e dos órgãos que constituem a imagem corporal.

A mulher, num quadro de infertilidade, pode apresentar a imagem corporal interna alterada, com um corpo desamparado. Pode se sentir frágil e acreditar que esse corpo não lhe permite gestar um filho ou não dá conta de uma gravidez. Além de sentir que foi violada ou que alguma parte está lhe faltando ou sendo rejeitada, como no caso de seu útero. Sente que ele não é bom, que não é adequado ou que é doente.

A mulher ao desejar a gestação, pode ter a percepção de um ventre mais arredondado que o seu normal, como o de uma gestação. Pode sentir movimentos involuntários uterinos, como os que são sentidos quando se está gestando um bebê.

A ansiedade e a angústia advindas da dificuldade de engravidar acabam agindo no modelo corporal. Pode acontecer uma desvalorização de seu próprio corpo, ao qual ela julga deficiente, impotente ou incapaz de gerar um bebê visto as dificuldades para a concepção do mesmo.

Algumas mulheres conservam um grande pudor em expressar-se e tendem a não falar sobre o que vivem em seus corpos, ou, às vezes, expressam pouco ou de forma seletiva sobre o que sentem. Na medida em que a mulher se reorganiza emocionalmente, através do contato e compreensão de seus próprios sentimentos relacionados à questão da maternidade, o modelo de imagem corporal pode voltar a manter sua unidade.

No âmbito corporal, destacam-se as enfermidades físicas, os tratamentos e a dor advinda dos mesmos, durante todo o processo em que se enfrenta a infertilidade. Em relação às enfermidades físicas, as queixas somáticas podem aparecer através de dores corporais, fadiga, cansaço e esgotamento físico e emocional.

Após tentativas de obter uma gestação, o esgotamento físico e emocional podem precipitar o surgimento de ideias destrutivas e negativas a respeito da sua personalidade, da sua autoimagem e das suas potencialidades como indivíduo na sociedade. Pode ainda trazer perdas em relação ao conceito de maternidade e de cuidados que seriam dispensados ao bebê. A mulher poderá sentir-se incapaz de fazer a transição emocional necessária para exercer a maternidade, ou fazer um questionamento sobre seu real interesse em ser mãe. "Acho que não conseguirei ser uma boa mãe". Ou "Não estou pronta para ser mãe".

O esgotamento físico e emocional também podem repercutir no isolamento em relação a outras mulheres que vivem situações similares – lidar com a falta do bebê – ou outras situações – que obtiveram sucesso com a concepção em um determinado momento - como uma forma de se retirar do âmbito social, um retraimento para poupar-se emocionalmente, um recolhimento.

Ao invés de continuar sustentando uma experiência que tornou-se cansativa, pode-se optar por descobrir a harmonia que existe entre seus próprios sentimentos e outros caminhos. Descobrindo-se especialmente em outras vivências de uma forma tranqüila.

A mulher pode manifestar também uma diminuição do interesse sexual, pois o relacionamento com o companheiro pode ter se tornado cansativo, visto como uma forma de obter a gestação, uma obrigação na vida da mulher, e na vida do casal.

Quando a mulher é submetida a tratamentos, ela apresenta aspectos psicológicos relevantes em relação à esses procedimentos. Ela manifesta medo da dor, medo do próprio tratamento ou do tratamento fracassar e ela, ao se relacionar com o âmbito da saúde, freqüentar clínicas e buscar a causa de sua infertilidade, pode-se transformar em alguém portadora de uma doença e ser estigmatizada. Pode passar por situações invasivas, por tensões, por dores e por algumas situações impostas que advêm de seu próprio quadro ou de seu tratamento. Assim haverá a necessidade da reavaliação e da reflexão se é mesmo por este caminho que se escolhe seguir, atrás do sonho de ser mãe, mostrando aceitação à esse processo, buscando um reequilíbrio emocional e corporal.

Também vão surgindo elementos como a preocupação e o receio, além da ansiedade mobilizada por exames, testes e resultados de gravidez. Há um alívio momentâneo uma vez que o tratamento passou e a ansiedade foi minimizada, mas viver a espera dos resultados que virão pode ser extremamente angustiante e suscitar novamente a ansiedade em torno de questões relativas à busca pela maternidade.

A frustração e impotência diante de tratamentos podem ser enormes, uma vez que eles podem ser ineficazes dependendo do caso de cada mulher, ficando interrompido e suspenso o desejo da maternidade.

O sofrimento das frustrações e o estresse dos tratamentos podem levar a mulher a um grande desgaste psicológico, evidenciando a necessidade de apoio emocional e reformulação das relações que ela vivencia com as pessoas, de forma à proporcionar-lhe condições de enfrentar as situações desgastantes.

A forma que a dor se manifesta para cada mulher, está vinculada e relacionada com a forma que ela vê a sua vida, com seu comportamento e com sua história individual e familiar.

A dor pode deixar a mulher triste e irritada. Ela pode apresentar dificuldades em se relacionar, demonstrar hostilidade com a família e amigos e permanecer ansiosa na maior parte do tempo, na espera por resultados ou por uma resposta para seu quadro.

A labilidade afetiva vivida nesse momento pode se fazer presente uma vez que a mulher reage com fragilidade diante de alguns tratamentos e resultados mal sucedidos, para em seguida, apresentar reação exacerbada diante de situações de desgaste físico e emocional, como raiva e irritabilidade.

A ansiedade em relação à resultados de testes e exames, o receio e a preocupação que permeia todo o processo pode minar os recursos emocionais que se tem para lidar com os problemas. Assim muita energia é despendida, impelindo para uma resolução negativa do caso.

Por outro lado, quando as emoções são canalizadas, a capacidade de análise e planejamento aparece permeada por entusiasmo e confiança, facilitando o percurso que a mulher escolhe para si na busca de seu desejo da maternidade.

.:. A mulher e a sua família

A família é o primeiro meio frequentado pela pessoa. Ela permite o desenvolvimento e a própria sobrevivência do sujeito, e pode ser entendida como um espaço de relações que influencia e soma possibilidades dentro de um lugar social.

No âmbito familiar constrói-se a personalidade e, ao vivenciá-la com os pais, irmãos, avós, num lugar permeado por desentendimentos, conflitos e desejos individuais temos a percepção de como se desenvolvem os relacionamentos interpessoais.

Com a família aprendemos a ser cidadãos, a conviver

em sociedade, a fazer parte de um conjunto em transformação e a perceber semelhanças e diferenças das pessoas que compõe o núcleo familiar.

Na família, às vezes, as pessoas se fecham em si e não escutam as necessidades do outro. "O que ela precisa realmente?", "O que ela necessita emocionalmente?", são indagações que raramente acontecem. Assim, não há mais canalização de afetos e acontecem desencontros afetivos. E quando as pessoas se sentem abandonadas ou desencontradas, não conseguem vislumbrar a felicidade ou a realização.

Frequentemente existe uma dificuldade nas relações familiares ao se expressar os sentimentos de forma coerente e adequada para que o outro o entenda. O amor não pode aparecer nas relações apenas uma vez ou outra através dos atos das pessoas. É necessário que as manifestações de afeto e de amor sejam constantes.

Os conteúdos emocionais vinculados à história familiar atuam de forma preponderante na vida das pessoas. Quando a dificuldade da concepção se apresenta, podem ocorrer resistências advindas do próprio núcleo familiar como: rejeições, abandono e desvalorização do papel da mulher.

Quando existe uma iminência de início de tratamento a fim de conceber o bebê, a família é obrigada a admitir que existe um quadro a ser "tratado" e, às vezes, se omite tentando evitar o sofrimento proveniente da situação. Algumas dúvidas são manifestadas pela família: "Será que você precisa mesmo de tratamento?", ou "Espere mais um tempo, você pode conceber de forma natural."

A família, algumas vezes, acredita que tratamentos, consultas médicas e hospitalizações sejam desnecessárias. Há um estranhamento em relação aos métodos médicos, envolvendo questões bioéticas ou religiosas. Surgirão dúvidas sobre como se dará a fecundação ou como os embriões serão armazenados. Questões serão levantadas sobre qual é o parecer da religião a respeito dos tratamentos.

Após situações de rejeição familiar, é comum se observar o desenvolvimento de respostas negativas da mulher em relação aos tratamentos. Em contrapartida, o apoio familiar, construindo o lugar do bebê na família, mesmo antes dele ser concebido, mostra-se benéfico e notam-se respostas positivas por parte da mulher.

A mulher ao planejar a sua nova família, pode visualizar a criança e as transformações que ela traz para a dinâmica emocional do casal - é o casal transformando-se em estrutura familiar. A mulher planeja para a sua vida: "Eu quero uma família."

Haverá um novo sujeito que estará presente no dia-a-dia e participará manifestando suas características emocionais, personalidade e opiniões. A criança irá presenciar os diálogos dentro da família, irá vivenciar os projetos e planos familiares, bem como as dificuldades que toda família apresenta.

Uma nova vida apresenta-se para os pais que, provavelmente, terão que programar suas atividades de acordo também com a satisfação de necessidades da criança de modo a deixá-la protegida e em segurança; algumas vezes, mudando de ambientes frequentados ou hábitos previamente adquiridos.

Dentro do âmbito dos relacionamentos da mulher, pode-se ressaltar a importância do cônjuge nesse processo como alguém que colabora, que também se submete à exames – pois ele também pode apresentar questões físicas ou emocionais a serem tratadas – e que pensa seus conteúdos emocionais refletindo sobre a importância da constituição da família e de um filho em sua vida.

O filho é sempre uma questão para os dois pensarem,

bem como a infertilidade também é uma problemática do casal e não da mulher individualmente, mesmo que a "causa" esteja na mulher.

Os cônjuges frequentemente sentem-se ambivalentes no que toca ao relacionamento, são confusos e incapazes de transmitir apoio, e muitas vezes temerosos em relação aos métodos de tratamento e ao destino da mulher. Porém podem se mostrar companheiros e afetuosos, canalizando as dificuldades do casal, evitando cobrar emocionalmente a mulher e transmitindo segurança à idéia do casal de ter um filho.

Juntamente com o desejo da paternidade, surgem dúvidas e nascem angústias em relação a ser um bom pai e prover um ambiente emocional e físico adequado para o bebê.

O desejo da paternidade nem sempre basta para que o homem se sinta preparado para enfrentar o dia-a-dia como pai, para se organizar a fim de suprir as necessidades do bebê e da mulher. Enfim, da família.

Às vezes, o desejo de ser pai existe, mas dificuldades emocionais impedem que ele se dedique à realização desse desejo. Pode ser que sua relação com seu próprio pai tenha sido difícil ou malsucedida. Os homens, às vezes, sentem-se inseguros e temerosos, com vergonha por estarem se sentindo assim.

Neste momento a mulher deve estar atenta quanto à possível separação ou distanciamento do cônjuge, criando uma tensão entre o casal. A nova família idealizada pela mulher pode desintegrar-se temporária ou definitivamente, com o afastamento do cônjuge do lar. Essa situação trará consequências desastrosas para a mulher que já se encontra em tratamento ou em tentativas, fazendo-a sentir-se abandonada em sua própria luta. A manifestação dessa forma de resistência emocional do cônjuge é prejudicial à mulher e faz com que ela se sinta desamparada na busca da maternidade.

.:. Os grupos de mulheres

Em alguns casos, mulheres que atravessam a mesma situação desenvolvem uma grande empatia umas pelas outras. Dialogam na procura do mesmo objetivo e descobrem que existe uma singularidade de seu próprio caso, de seu próprio mundo, com suas próprias expectativas, tornando a maternidade significativa e intensa de forma diferente para mulheres diferentes.

Quando se formam grupos de mulheres que se identificam em busca de conceber uma gestação, há uma procura de autoconhecimento que permite entender e identificar o que acontece, as particularidades de cada caso, e se existe algo que a faz sentir-se incapaz ou menos valorizada. A partir daí, pode-se encontrar maneiras alternativas de lidar com a situação, identificando as suas potencialidades, facilitando o engajamento em vivências positivas que validem o que se é verdadeiramente.

O trabalho em grupos de mulheres apresenta-se como uma maneira de tratar das "feridas" emocionais e de dialogar sobre as relações interpessoais das componentes dentro do próprio grupo e fora dele.

No grupo, a mulher estará integralmente incluída em toda a temática que será debatida, podendo intervir conforme seus conhecimentos, motivação e expectativas, conforme sua história de vida.

Para Bleger[7], um estudioso dos grupos, é relevante que haja um coordenador do grupo, que não espere nada específico de ninguém, pois o que cada qual dá no grupo é importante. Cada uma das pessoas irá localizar-se no processo grupal e no contexto total.

O coordenador deve procurar facilitar o diálogo e

[7] Psiquiatra e psicanalista argentino.

estabelecer uma comunicação, bem como canalizar hostilidades e agressividade, respeitando os silêncios produtivos ou que signifiquem elaboração do grupo. Ele deve ajudar e não impor seus parâmetros, respeitando o tempo do grupo. Também não deve centralizar tudo em si.

Assim, um coordenador ou facilitador, que tendo em vista como problemática específica do grupo, a questão da infertilidade, pode enfatizar a "escuta" do conteúdo vivencial das mulheres, saber como cada uma escolheu enfrentar a sua dificuldade de conceber e gerar um bebê e como esse penoso processo modificou sua vida.

É necessária, também, a transmissão de informações que se mostrarem relevantes ao grupo, contribuindo assim para o conhecimento sobre o assunto e para a construção de temáticas desenvolvidas entre os membros do grupo.

O grupo, ainda segundo Bleger, valoriza a contribuição e a experiência pessoal de cada integrante. Cada um atua conforme sua conduta e suas características. O grupo reconstrói a sua totalidade a partir do que foi trazido fragmentado por seus membros e, então as dificuldades serão verificadas. É fundamental o respeito aos conteúdos que emergem do grupo, trabalhando com a informação que o grupo atualiza a cada momento. Assim, as mulheres se relacionam entre si no grupo, com objetivos e problemas em comum, com propósitos a serem trabalhados, criando vínculos permeados por diversas questões subjetivas.

No grupo, a mulher pode compartilhar com as outras mulheres o seu conjunto de experiências, conhecimentos e sua personalidade, com as quais ela reflete e se relaciona no mundo.

Ela pode ser questionada, ter uma participação livre e espontânea, retificar suas opiniões, criando novos modos de "ser", modificando-se. Tomar consciência da sua maneira de se comportar e de suas dificuldades.

Quando algo diferente aparece dentro do grupo – pode ser uma ideia nova, uma opinião diferente, um jeito de viver inovador – as pessoas se surpreendem e podem passar a ver a vida de uma forma incomum. É uma vivência que propicia mais compreensão em relação às diferentes formas de viver. Superam-se tensões emocionais ou conflitos psicológicos, através de uma atitude empática dos membros e da mudança do sujeito, abrindo novas possibilidades para suas vivências.

Para que haja a evolução do grupo, é condição essencial o respeito às especificidades de cada caso, às escolhas, opiniões e limites de cada mulher. Dentro do grupo, é necessário que certos estereótipos que são repetidos pelas mulheres sejam rompidos, possibilitando uma nova aprendizagem. Também se evidencia um esforço individual para que haja a manutenção e continuidade do grupo, e que o mesmo se desenvolva de forma organizada e com planejamento.

No grupo se tem a oportunidade de aprender, de conviver e de se humanizar, desenvolvendo aspectos como a "escuta" do outro, e a habilidade de observação, a sensibilidade e o questionamento sobre os conhecimentos teóricos.

Quando há liberdade para a reflexão dentro do grupo, a mulher pode voltar-se para um objetivo, ingressando na tarefa de explorar a complexidade de seus sentimentos relacionados a infertilidade que, às vezes, podem ser turbulentos e confusos. Ela pode transpor parte do que se acreditava ser seu, mas, que na realidade, era do outro, o que pode ser uma experiência especialmente transformadora.

O grupo fica mais dinâmico e interessante para os integrantes na medida em que as pessoas são diferentes e quando ideias e experiências novas são criadas. Nele surgem conteúdos referentes à ideologia dos componentes com conteúdos diversos, como sociais e religiosos.

Os grupos podem reduzir o sofrimento e os sintomas que são manifestados através da depressão e da exacerbação da ansiedade, melhorando as condições da mulher em pensar as suas questões e em se comunicar.

O "olhar" e a escuta do grupo podem propiciar o reconhecimento dos conteúdos, e contribuir para o alívio para as diversas formas de sofrimentos; quer sejam físicos ou emocionais, alcançando uma melhor qualidade de vida.

No grupo desenvolve-se um movimento, uma construção social de aproximação com o outro, de forma que se possa evoluir e transformar o meio em que se vive. Desenvolve-se, também, o vínculo entre os sujeitos em um processo de enriquecimento de personalidades.

Há uma abertura de possibilidades no grupo, pois a pessoa pode sair de seu próprio "mundo" de ideias e sentimentos, abandonar seu "porto" de segurança, e avistar novas condições de se relacionar e construir uma experiência singular.

Assim, é possível que ocorra o desenvolvimento de um processo de transformação pessoal e acolhimento das dificuldades e das potencialidades demonstradas durante todo o transcorrer de tempo do grupo.

PARTE III

A IMPOSSIBILIDADE DE GERAR E CONCEBER

.:. O bebê idealizado

Ao tentar engravidar, a atenção da mulher pode voltar-se completamente à assuntos dentro da temática da maternidade, em que o foco das vivências, relacionamentos interpessoais e diálogos centram-se totalmente no bebê idealizado.

A mulher pode sentir-se encantada com a ideia de ser mãe. É comum a mulher expressar-se dizendo: "Quando eu tiver meu bebê...", "Meu bebê será...", "Serei uma mãe..." ou "Com o bebê serei melhor". Ela pode visualizar seu bebê e pensar no tempo em que passaria com ele, em como seria interessante tê-lo em casa crescendo e se desenvolvendo. Pode imaginar-se falando e gesticulando para ele ou até mesmo cantando músicas que tenha escutado em sua própria infância.

Esse bebê, em contrapartida, depende da mãe para ser cuidado e alimentado. O seu desenvolvimento inicial, físico e emocional não lhe permite sobreviver sem essa mãe ou uma figura materna.

O processo que se desenvolve entre a díade mãe e bebê faz com que a mulher almeje a possibilidade de vivenciar o afeto e a satisfação advinda na maternidade. Com a maternidade, entra em jogo a história familiar e emocional anterior de cada mulher, colocando em pauta suas potencialidades, seus conflitos, seus mecanismos de defesa.

Ao voltar-se totalmente para a concepção e gestação, a mulher pode desvincular-se temporariamente de assuntos que algum dia foram interessantes, prazerosos ou essenciais a ela, como o conhecimento profissional, os estudos, a leitura e atividades intelectuais. "Agora quero esquecer a correria do trabalho, e me concentrar apenas na minha gestação." Relatou uma paciente.

Esportes ou algo ligado ao seu próprio corpo e passatempos podem ficar temporariamente esquecidos, podendo ocorrer uma mudança das perspectivas de vida e planos de desenvolvimento pessoal. Uma paciente em tratamento disse: "Preciso de repouso para tentar ter sucesso no tratamento. Ginástica e academia? Nem pensar."

Pode haver uma transformação de seus referenciais subjetivos, que foram estabelecidos previamente durante todo o transcorrer da vida. Mudam-se os hábitos, lugares frequentados, muda-se a rotina, tudo isso em função da busca da gestação, do tão desejado filho.

O oposto também pode ocorrer. Ao passar pela infertilidade por um período de tempo prolongado, a mulher pode encontrar bloqueios em sua vida. Ela sente-se sozinha diante da tristeza, das restrições e das perdas advindas da sua situação.

A mulher volta-se para si mesma, torna-se introspectiva e retraída. Pode ocorrer uma diminuição em seu círculo de amizades, mudanças em seus relacionamentos e em seus contatos sociais. Pode haver desconfiança quando ela se relaciona, como uma tentativa de manter o controle frente à uma situação desagradável. Ela pode não querer se relacionar com amigas ou colegas que já tenham bebês, pois não poderiam falar de assuntos semelhantes causando seu sofrimento. Uma paciente, certa vez, relatou: "Já não posso ouvir falar de bebês". Ou então, ela poderá optar por conversar outros assuntos, relacionados ao seu trabalho ou assuntos que não mobilizem os sentimentos ligados à maternidade. "Prefiro falar sobre qualquer assunto, do que gravidez e bebês."

A mulher poderá escolher frequentar lugares que não tenham crianças, ou optar por não sair e permanecer em sua casa. Uma paciente relatou "Quando vejo crianças, penso que queria a minha e que não posso tê-la. Quando eu as vejo, tenho vontade de chorar".

Assim, alimentando uma percepção negativa, elas, muitas vezes, se convencem que não irão engravidar, que não poderão ser boas mães ou sentem-se incapazes de poder gerar e criar bem um filho.

Configura-se, assim um desafio para as mulheres: valorizar a maternidade e idealizar a mãe que gostaria de ser, equilibrar os sentimentos maternais de amor e cuidado, com seus interesses pessoais, com as trocas afetivas, intelectuais e interações com amigas. Viver sua vida, sem culpas e sem sofrimentos.

.:. As fantasias, sentimentos negativos e a culpa

No transcorrer da vida, as pessoas submetem-se a diversas situações, mobilizam-se com as mudanças e enfrentam a necessidade de alterar o seu modo de vida e de adaptação.

O modo como a mulher vê as situações depende não só das características reais, mas também do que traz consigo, das suas experiências e vivências subjetivas ou que ela guardou como lembrança, suas fantasias e seus conteúdos emocionais.

As lembranças vinculadas à algumas perda, seja ela simbólica (a não concepção) ou real vivida no corpo (uma perda gestacional), e as fantasias referentes à maternidade podem durar um período indeterminado, além de afetar a vida da mulher conforme a significação que ela tenha lhes atribuído.

As fantasias, por vezes, não aparecem de forma concreta e consciente, mas dando forma à representações mentais, permeadas por angústias que se relacionam com a situação que se está vivendo. Fantasias se formam permeadas pela angústia de não poder explicar que está lhe causando a dificuldade de concepção do bebê e de não saber o que poderá lhe acontecer no futuro com a constatação da impossibilidade de gerar um filho. A fantasia acaba contendo essas angústias ao "dar uma explicação" aos fatos.

Às vezes, as fantasias insistem em vir ao consciente com conteúdos relacionados à perda, podendo se transformar, no transcorrer do tempo, em sintomas, afetando a saúde emocional e física da mulher.

As fantasias de conteúdo mórbido podem mostrar-se através de temores relativos aos tratamentos, à dor física imposta pelos mesmos e a possíveis perdas gestacionais, ou morte do bebê, posteriores a uma almejada concepção.

No caso da infertilidade, podem surgir ideias e fantasias sobre a concepção, sobre um suposto controle sobre os dias férteis, sobre os tratamentos e a eficácia dos mesmos.

A idealização de uma maternidade sem percalços pode emergir de conteúdos que a mulher traz consigo, entrelaçados com ilusões à respeito de um bebê perfeito, que irá conter as emoções maternas, que suprirá as possíveis faltas do casal, quando na realidade, será predominantemente a mãe que estará incumbida de prover as necessidades do filho e conter as angústias do bebê.

Em contrapartida, podem surgir lembranças perturbadoras, com conteúdos referentes ao bebê e a gestação que foram vividas, que podem ser dolorosas e quase "reais", fazendo com que a mulher evite pensar à respeito, esquivando-se.

É importante que se pondere a fantasia e sua proximidade ou distanciamento da realidade, pois algumas fantasias se mostram de forma distorcida sobre o mundo que se vivencia, distanciando-se também da situação vivida pelas outras pessoas. Porém existem aspectos emocionais que justificam o apego em idéias distorcidas.

Na medida em que a fantasia se aproxima da realidade e se liga de alguma forma a ela, fica mais acessível o reconhecimento da verdade e a internalização da mesma. Assim, a mulher pode deparar-se com esse doloroso processo sem encontrar a sua capacidade de sentir e de pensar obscurecidas.

As tensões acumuladas podem produzir raiva e emoções negativas, ameaçando, assim, a integridade emocional da mulher assim como sua autoestima. Sintomas como cansaço, pouca energia, sensação de solidão e isolamento podem se manifestar. A privação da convivência com o bebê pode levar a mulher à sentimentos de pesar, frustração, inadequação do papel social e insegurança.

A raiva e hostilidade podem surgir na vida da mulher como um modo de se proteger do ambiente externo e de seu âmbito relacional, geralmente composto por pessoas que nem sempre empatizam e compreendem fundamentalmente a importância que um filho tem nesse processo.

A culpa por não realizar seu desejo de maternidade e a expectativa de pessoas como familiares e de seu companheiro, trazem um entristecimento, e colocam a mulher em uma situação de constante perda emocional e de luto. Pode ser observada a sensação de punição ou castigo relacionado ao quadro de infertilidade.

A mulher pode manifestar um sentimento intimidador associado a um medo de ser julgada por sua família ou pelo próprio âmbito social por não conceber o bebê.

Ela pode exprimir sentimento de desânimo pelo fato de não dar conta de suas próprias expectativas, de não superar algumas barreiras físicas ou emocionais para a concepção, frustrando a si e as pessoas as quais considera importante.

As angústias vivenciadas pela mulher podem estar ligadas à uma situação real e traumática que está sendo vivida nas tentativas de concepção e tratamentos dolorosos, ou vinculadas a uma experiência que está sendo aguardada, como a espera de resultados de exames ou testes de gravidez, chamados médicos para novos tratamentos, ou novas opções a serem tentadas pelo casal.

Ao reconhecer a emoção que está sentindo, a mulher pode reduzir o efeito da angústia, conhecendo do que se trata e podendo refletir sobre o assunto.

Quando a mulher se depara com a não concepção, depois de intenso trabalho físico e psíquico, traços emocionais relacionados ao luto podem se manifestar em seus relacionamentos e em sua vida. Assim poderá haver perda de interesse pelo mundo externo e pelos acontecimentos que o circundam, acompanhado de uma hostilidade para o mundo exterior. Ela se ligará apenas em seu mundo "interno", com uma inibição do desenvolvimento de atividades, usando todos seus recursos emocionais para a elaboração dessa "perda" ou do luto.

A mulher pode ter a percepção emocional de uma "falta" ou um desejo que se encontra suspenso, e pode escolher por continuar a procura do que se perdeu, de forma real, procurando outros métodos. Ou, então, de forma simbólica, através de uma elaboração de seus conteúdos e um direcionamento para outra causa ou desejo que lhe seja valoroso.

Dentro do processo de luto pode-se ter uma sensação de finitude e de luta para encontrar um sentido para a perda, trabalhando emoções que se encontram reprimidas.

Também se manifestam nesse processo, sintomas como desânimo profundo, episódios de dor e sofrimento e também o choro. Há sempre desapontamentos e intolerância a separação ou a mudança.

A elaboração do luto pelas perdas simbólicas que a mulher vivencia, não pode ser subestimado, nem tratado com superficialidade, pois se mostra como um processo relevante dentro da vida psíquica.

A dor do luto acontece permeando a vivência das pessoas e não deve ser ignorada. Deve ser vivida emocionalmente pela mulher, a fim de prepará-la para enfrentar possíveis perdas que virão e que são corriqueiras na vida das pessoas.

A falta de autoconhecimento em relação aos seus próprios sentimentos pode ser negativa ou destrutiva para a mulher. É necessário que se avalie, assim, a situação e se compreenda o porquê e o quê a deixa ansiosa, entristecida ou com raiva. Ao sentir-se alterada emocionalmente, pode-se tentar um restabelecimento físico e mental, buscando a ajuda e o apoio familiar, de amigos, do cônjuge ou auxílio profissional.

.:. Apoio para superar a infertilidade

O apoio à mulher, para que ela possa superar a infertilidade, pode vir do cônjuge, da família e amigos, da equipe de saúde e da psicoterapia. Também pode vir através de seus próprios recursos internos, bem como de uma força ou fé interior.

A família, e em especial o cônjuge, com suas presenças e personalidades, geralmente contribuem para acentuar a fragilidade da mulher, ou para deixá-la mais forte, tranqüila e segura. É essencial que a família e amigos transmitam apoio verdadeiro e empático à mulher, especialmente quando esta estiver ansiosa, deprimida e desestabilizada com todo o turbilhão de emoções que circundam a infertilidade.

A equipe de saúde deve possibilitar uma amenização de tudo que pode emergir junto à dor e aos tratamentos, que podem complicar a vida emocional da mulher. Também é considerado importante, o vínculo entre a mulher e a equipe de saúde que a ajuda a buscar meios, dentro do âmbito da medicina, para que ela consiga gerar seu filho. Assim, a mulher desenvolve uma confiança necessária para que a equipe possa intervir em sua vida, através de técnicas e de um modo particular. Quando não existe essa confiança por parte da mulher e nem um apoio empático por parte da equipe, possivelmente não haverá o desenvolvimento de uma relação saudável, eficaz e humanizada, e as dificuldades de entendimento e no próprio tratamento aumentarão.

Durante o período de enfrentamento à infertilidade, principalmente no transcorrer dos exames e tratamentos, o acompanhamento psicológico à mulher, ao seu cônjuge e a familiares, mostra-se essencial e é caracterizado pela compreensão do caso e pelo apoio emocional. O apoio se deve apresentar de forma humanizada, levando-se em consideração todas as questões levantadas pela mulher, bem como respeitar suas escolhas e suas decisões durante todo o processo.

Com o acompanhamento psicológico é possível que se dê ênfase às complexas ligações que envolvem a mulher, seu desejo materno, sua autoestima, e seu próprio corpo com as relações interpessoais estabelecidas com o cônjuge, com a família dentro de seu tratamento.

O acompanhamento psicológico, especialmente junto a mulheres que enfrentam a infertilidade, realça a importância de se levar em consideração aspectos particulares de cada caso, bem como de se ter empatia e reconhecer as singularidades de cada mulher. Visa facilitar a resolução dos casos e proporcionar bem-estar, dentro de uma experiência que se apresenta angustiante para a mulher. O apoio da psicoterapia é relevante e torna mais humano o dia-a-dia da mulher que vivencia inúmeras situações de estresse físico e mental. E, através desse apoio, pode-se reverter o estigma da infertilidade e minimizar o sofrimento desenvolvendo a autoestima, bem como superação da culpa e, assim, melhorar aspectos referentes à qualidade de vida, como o seu dia-a-dia e seus projetos de vida.

Uma vez que a mulher consiga entender a sua representação da infertilidade e construir novas formas de lidar com a situação, o sofrimento pode ser superado. Algumas mulheres sentem que já conseguem ver o período de infertilidade enfrentado com mais tranquilidade.

Na psicoterapia, pode-se estabelecer um vínculo e um contato realmente importante no transcorrer da relação com a paciente, permitindo assim a participação desta, pela busca de maior qualidade de vida, mesmo enfrentando a infertilidade.

A infertilidade coloca a mulher em grande e cansativo sofrimento. Ela necessita de apoio, alento e principalmente uma "escuta" atenta às suas questões. Em alguns casos essa necessidade se torna tão importante quanto os tratamentos, exames e medicamentos.

É significativo que todo tipo de apoio para mulher que enfrenta a infertilidade, a auxilie para a construção de uma nova maneira de viver e de lidar com as frustrações e angústias que permeiam as suas vivências em especial.

A família, o cônjuge e até mesmo a equipe de saúde, para que posam realmente apoiar a mulher dentro do quadro de infertilidade, devem se mostrar sensíveis de uma forma verdadeira às causas e motivações dessa mulher, nunca minimizando o sentimento valoroso que permeia o desejo de tornar-se mãe.

Espera-se, assim, que ela possa ligar-se no que há de verdadeiro no seu desejo de maternidade e em sua forma singular e autêntica de fazer as suas próprias escolhas.

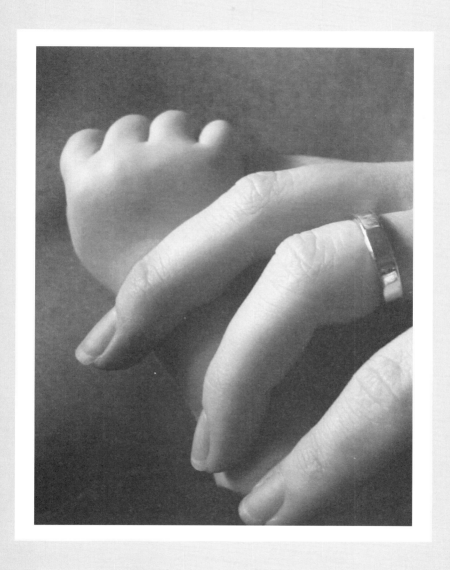

Notas Bibliográficas

1 Soifer, R. *Psicologia da gravidez, parto e puerpério.* Porto Alegre: Artes Médicas, (6ªed.1992)
2 Lacan, J. *Seminário XIV.* 1966. Rio de Janeiro: Jorge Zahar, 1998.
3 Winnicott, D.W. *A família e o desenvolvimento individual.* São Paulo: Martins Fontes, 2001.
4 Spitz, R.A . *O primeiro ano de vida.* São Paulo: Martins Fontes, 2000.
5 Bowlby, J. *Apego: a natureza do vínculo.* São Paulo: Martins Fontes, (3ª ed. 2001).
6 Capisano, H.F. *Imagem Corporal* In.: Psicossomática Hoje. Júlio de Mello Filho. Porto Alegre: Artmed, 1992.
7 Bleger, J. *Temas de Psicologia:* entrevista e grupos. São Paulo: Martins Fontes, (3ª ed. 2007).

"Um filho é, inicialmente o desejo de um homem, o desejo de uma mulher, e do encontro desses dois desejos, nascerá um terceiro desejo, o desejo de vida que vai encarnar no corpo do filho.
De fato, para que o filho nasça, é preciso ser três."

Françoise Dolto

Impressão / Acabamento
Editora Gráficos Unidos
Fone/Fax: 11 3208-4321
e-mail: editoragraficos@uol.com.br